AF457674

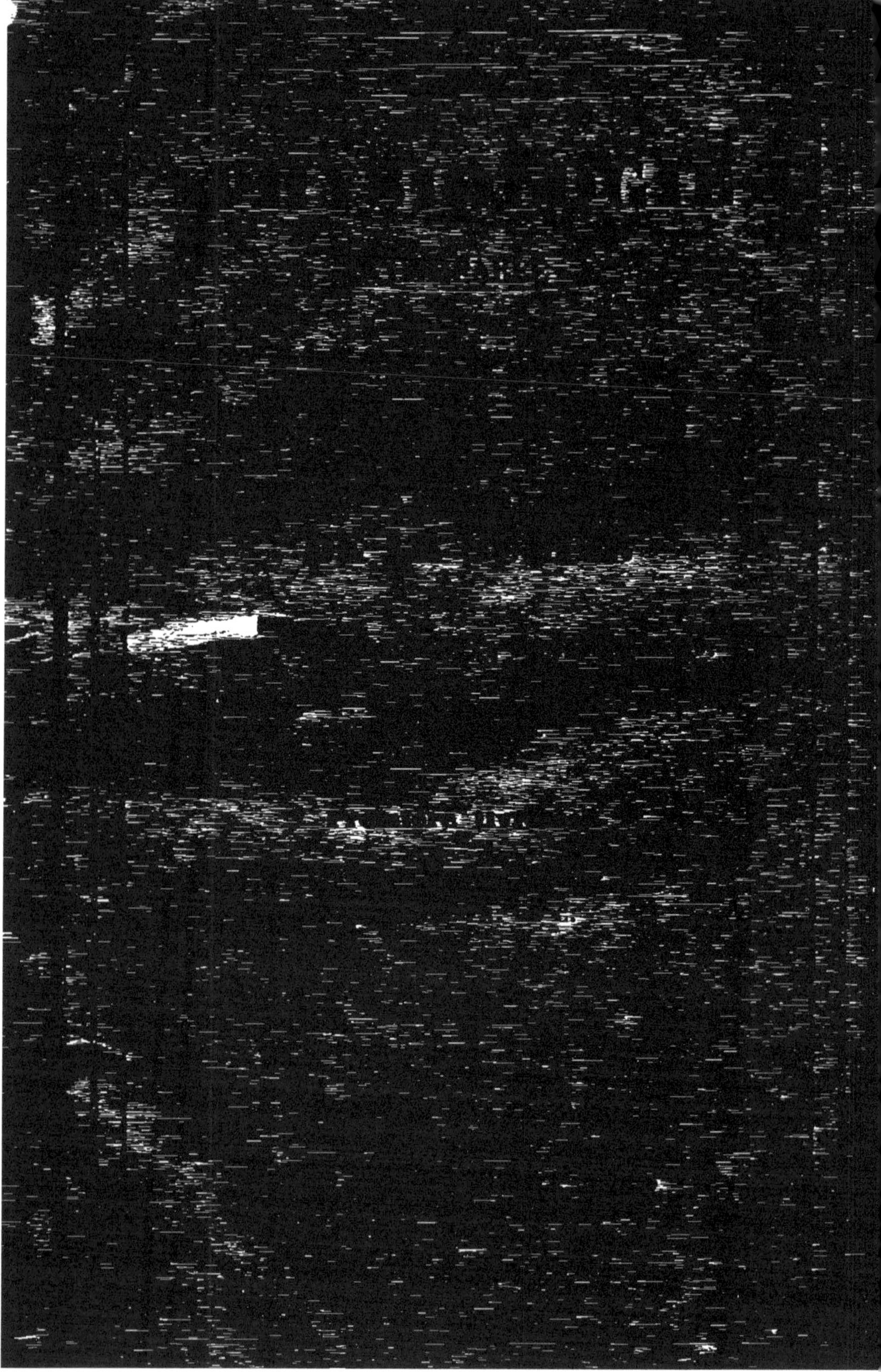

IMPRIMERIE DE BRUNEAU, SUCCESSEUR DE MOREAU,
Rue Montmartre, n° 39.

CONSIDÉRATIONS GÉNÉRALES.

Les propriétés exhalantes sont inhérentes à l'organisation vitale depuis les végétaux jusqu'aux animaux les plus relevés de la classe supérieure : appréciables dans les premiers, plus sensibles dans les animaux à sang froid, très-développées dans les espèces à sang chaud, elles semblent se diviser en deux ordres distincts : l'un, présidé par le système nerveux ganglionnaire, appartient à la vie organique, nonobstant les différences de règnes, de classes, d'ordres ou divisions naturelles; il constitue l'exhalation insensible que nous ne rencontrons, dans son état de simplicité, que dans les végétaux et dans les classes inférieures du règne plus relevé. Réglé d'après la vie organique, dont il dépend, il augmente ou décroît, selon le développement ou la diminution de l'organisation même, sans jamais présenter les transitions brusques de l'excès à la suppression, comme on l'observe dans la sueur.

Ce second ordre peut être considéré comme l'excès accidentel, 1° de l'exhalation régulière, 2° d'une calorification motrice, présidées par un système nerveux plus développé. Selon la calorification, relative aux classes, il est par conséquent plus ou moins considérable; peu sensible dans les animaux à sang froid, les poissons, la grenouille, etc., etc.; il est très-développé dans les animaux à sang chaud et surtout chez l'homme.

C'est à notre avis un contre-sens physiologique que d'assimiler l'exhalation générale aux sécrétions particulières, dont l'élaboration et l'émission sont dues à des organes appropriés, tels que le pancréas, le foie, les reins, les glandes en général, etc.; les sécrétions particulières sont des résidus parfois solides, d'autrefois liquides, mais d'une densité toujours supérieure à celle de l'exhalation générale dont le mélange leur donne, au contraire, moins de consistance, et pour quelques-uns, plus de fluidité; par conséquent, nous éviterons tout détail concernant l'absorption nutritive et le mécanisme vital des fonctions sécrétoires, puisque de tels actes sont étrangers à l'exhalation vaporiforme qui puise ses principes dans les fluides, dans les tissus et dans les organes, sans être expulsée au dehors par le mécanisme spécial d'aucun d'eux; aussi croyons-nous erronée la création d'appendices circulatoires décrits sous le titre d'exhalans, d'autant plus que leur existence serait insuffisante pour les besoins de l'exhalation générale qui nous semble reposer sur des bases plus larges : 1° la température individuelle; 2° la calorification relative ; 3° l'évaporation intestine ; 4° l'expansion de l'évaporation du dedans au dehors, au moyen de la dilatation vitale des tissus, stimulée par la tension progressive de l'évaporation elle-même.

DE L'EXHALATION CHEZ LES VÉGÉTAUX.

1° *Irritabilité.* Si l'étude des fonctions vitales réclame une probité sévère, c'est-à-dire l'admission des propriétés évidentes et l'exclusion de toutes théories vaines et prétentieuses, ne serait-ce point commettre une erreur ou un contre-sens que de refuser aux végétaux l'irritabilité organique? Sans cette propriété, comment comprendre les fonctions de la vie végétative, l'absorption, la circulation et les sécrétions? Sans nous arrêter aux phénomènes de la sensitive, de l'hédysarum, n'est-il pas prouvé par des expériences nombreuses que les végétaux sont pourvus d'un système nerveux ganglionnaire, dont la destruction totale éteint la vie, tandis que la section partielle n'entraîne la mort que des branches ou rameaux sur lesquels il perd son influence? Quoique généralement réparti dans les végétaux, le système nerveux ganglionnaire paraît résider spécialement dans la moelle et ses annexes, ainsi que tendent à le prouver les expériences de M. Brachet.

2° *Fonctions organiques*. S'il est vrai que les végétaux soient dépourvus des propriétés de la sensibilité, que l'absorption et les sécrétions aient lieu en vertu des lois ingénieuses de l'endosmose et de l'exosmose inorganiques, pourquoi alors n'absorbent-ils pas indistinctement toute espèce de fluides, nonobstant les différences de couleurs et de principes? Pourquoi cette élaboration intestine qui, selon les espèces et les familles, convertit en produits différemment combinés des sucs puisés dans le même sol? Les uns fournissent de la gomme, d'autres de la résine, ceux-là des parties sucrées, etc., etc. Si les végétaux sont privés de sensibilité, pourquoi les différentes espèces s'accommodent-elles de certains climats et périssent-elles sous d'autres? Évidemment, il existe chez eux un principe d'irritabilité organique, en vertu duquel s'exécutent les mouvemens alternatifs de relâchement et de contraction dans les tissus; d'où résulte la température individuelle à laquelle nous rapportons la cause première de l'exhalation que nous séparons encore des sécrétions fournies par des vaisseaux, des glandes ou des cryptes apropriés.

3° *Température individuelle.* Elle est supérieure à celle du dehors : un thermomètre placé dans l'intérieur des végétaux accuse l'été, comme en hiver, une température plus relevée que celle du milieu ambiant. Hunter, à cet égard, a renouvelé ses expériences de différentes manières, et il a constamment rencontré des résultats semblables. Les végétaux ont donc une température individuelle relative à l'énergie des fonctions organiques. Si, comme dans le règne inorganique, elle dépendait de la soustraction ou de l'absorption du calorique vague, la congélation ou le dessèchement de leurs fluides coïnciderait avec ceux des liquides libres. Mais ils maintiennent leur température à l'aide des fonctions organiques ; rabougris dans les climats glacés du Groënland, ils se développent largement dans les régions brûlantes des tropiques.

Leur température individuelle est relative à l'âge et à la force des individus ; à peine sensible dans les graines et les fruits dont la vie est latente, elle est mieux développée dans les plantes, et surtout chez les sujets vigoureux. Quoiqu'étrangère à la température extérieure, elle en reçoit néanmoins une influence indirecte ; ainsi elle est plus élevée au printemps et durant l'été qu'en aucune saison de l'année, parce qu'alors les tissus dilatés par la chaleur permettent une circulation plus large, une absorption plus considérable ; tandis qu'en hiver, le resserrement des vaisseaux est approprié à la lenteur de l'absorption, d'où résulte un dégagement de chaleur plus faible; mais quelles que soient les variations atmosphériques accidentelles, jamais la température individuelle ne présente des variantes subites; elle se conserve à peu près au même degré.

4° *De l'exhalation.* Elle est le résultat de la température individuelle. On ne peut l'assimiler aux sécrétions fournies par des vaisseaux, des glandes, des cryptes, puisqu'elle n'est point comme elles le produit d'organes sécréteurs ou circulatoires ; elle appartient à l'ensemble des fonctions organiques ; elle a pour but, 1° de diminuer l'excédant des liquides ; 2° de se combiner avec les sécrétions, en quantité plus ou moins notable, et d'en aider la liquéfaction et l'expulsion ; 3° de maintenir l'humidité et la souplesse des tissus extérieurs. Elle consiste dans une sorte de vapeur ordinairement absorbée par l'air, et parfois condensée sur les feuilles en goutelettes aqueuses. Les principes de l'exhalation sont différemment combinés selon les espèces ou les familles : l'odeur des fleurs n'est qu'une exhalation vaporiforme et parfumée; celle du lilas est essentiellement humide. Elle est toujours relative à la température des sujets; elle s'exécute avec d'autant plus d'activité que la plante est plus vigoureuse; elle maintient un état d'équilibre entre les liquides et les solides. Si, par l'effet de la sécheresse, l'absorption n'est plus en rapport avec l'exhalation, la plante exténuée languit. L'humidité produit un effet contraire : l'abaissement de température s'oppose au dégagement de l'évaporation, dont la somme intérieure devenue trop considérable, engorge les tissus et produit la turgescence.

5° *Évaporation intestine.* La température des végétaux étant ordinairement plus élevée que celle du dehors, il en résulte une évaporation intestine de l'excédant des parties aqueuses; la tension vaporiforme, sans cesse renouvelée, sollicite la dilatation des tissus, au travers desquels l'excès d'évaporation est transmis au dehors. L'évaporation intestine est relative à la température des sujets; plus considérable au printemps et surtout chez les individus forts, elle ne subit que deux périodes de modification d'accroissement ou de décroissement successifs : l'une, annuelle, suit le cours des saisons; l'autre, organique et vitale, est relative à l'âge. Mais quelles que soient les variantes atmosphériques, elle poursuit ses périodes avec régularité, sans jamais présenter les variations brusques, si fréquentes chez les animaux supérieurs.

CALORIFICATION VÉGÉTATIVE.

Puisque la température individuelle des végétaux est étrangère à celle du dehors ou du milieu ambiant, il faut en rapporter la cause ou le principe à la vie organique elle-même, ou à un appareil calorificateur relatif aux individus, à la force, et à l'âge.

L'intermittence du système nerveux ganglionnaire produit chez les végétaux un mouvement alternatif et intestin de contraction et de dilatation dans les tissus, au moyen duquel s'exécutent les fonctions de la respiration, de la circulation, de l'absorption et des sécrétions.

Malgré les théories, plus ou moins ingénieuses, tendant à assimiler les fonctions vitales à des effets passifs et inorganiques, tels que la capillarité, la prorosité, l'endosmose, l'exosmose, l'électricité, etc., etc., nous persistons à reconnaître chez les végétaux un mouvement vital très-prononcé, et dont l'énergie est surprenante : MM. Halles et Mirbel, etc., etc., s'en sont rendu compte par des expériences répétées.

C'est aux actes intimes de la vie organique que

nous croyons devoir rapporter la calorification et la température individuelles. Ces propriétés sont plus manifestes, 1° chez les sujets jeunes et vigoureux; 2° durant le cours de la haute sève : elles sont plus faibles en hiver et chez les sujets débiles. La température individuelle est donc relative aux ressources de la vie organique, comme l'évaporation et l'exhalation dépendent de l'énergie de la calorification, au moyen de laquelle la tension vaporeuse transmet, au dehors et par la dilatation des tissus, l'excès d'évaporation ou les parties aqueuses, exhalées tantôt sous la forme de gaz insensibles, tantôt condensées et ruisselantes sur les tissus tégumentaires, selon que l'évaporation extérieure ou l'absorption atmosphérique sont suffisantes ou insuffisantes.

Quoiqu'en hiver le cours de la sève soit ralenti, les mouvemens organiques des fonctions vitales ne sont jamais assez lents ni assez faibles pour laisser tomber la température végétale au niveau de celle du dehors.

Mais si, durant la force du travail calorificateur, énergiquement développé au printemps, la température individuelle ne s'élève pas sensiblement, cela tient à la soustraction considérable du calorique libre employé à la vaporisation intestine.

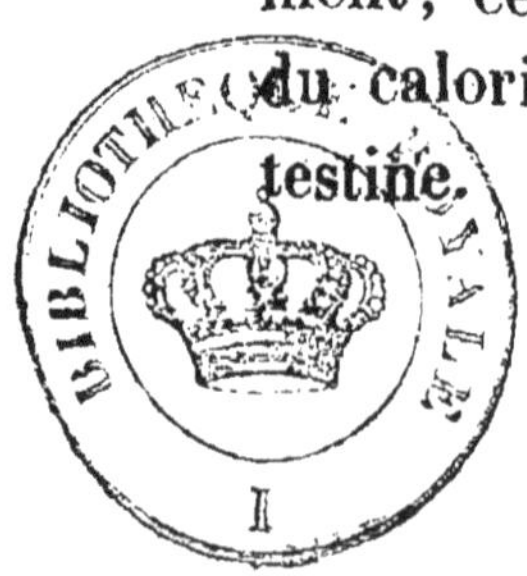

et d'un blanc mat : la consistance en est encore remarquable chez les lézards, et surtout chez les serpens, et en général les animaux dont les tégumens n'exhalent pas, tandis qu'elles sont liquides chez les amphibiens, les poissons et les animaux à sang froid, sujets à l'exhalation tégumentaire externe; de même chez l'homme, comme dans les animaux supérieurs, les sécrétions urinaires sont d'autant plus boueuses que la transpiration est faible.

Nature de l'exhalation interne et externe d'après les annalyses. — M. Berzelius admet des différences dans les humeurs exhalées ; il prétend que leur nature doit être en rapport avec l'état des corps, dont elles doivent garantir les surfaces tégumentaires. Il demande si la mucosine, abondante au moyen de laquelle les poissons se préservent de l'absorption de l'eau, doit ressembler à celle qui tapisse les muqueuses et les garantit de l'action des fluides acides. Selon M. Berzelius, la bile, le suc gastrique, l'urine, doivent rencontrer des résistances différentes dans les couches formées par la mucosine.

Il est vrai que l'exhalation aqueuse et muqueuse se trouve différemment combinée, selon les parties d'où elle s'échappe; mais faut-il en conclure qu'elle diffère de nature dans chaque tissu, dans chaque organe ?

La mucosine, dans l'état de combinaison ordinaire, se dessèche à l'air, se dissout dans l'eau, lorsqu'elle n'est pas endurcie par la dessication; alors l'acétate de plomb la précipite. Elle n'annonce aucun caractère acide ou alcalin; l'analyse la trouve ordinairement combinée avec de la soude libre, de l'hydrochlorate de soude et de potasse et un peu de phosphate de chaux. Elle est limpide, filante, visqueuse et transparente; sa densité varie selon la combinaison de l'albumine.

Au microscope, on s'aperçoit qu'elle contient une quantité considérable de grumeaux irréguliers répandus dans les parties aqueuses; elle est inodore, fade, spermatique, nauséabonde, selon l'état normal ou pathologique des parties sur lesquelles on la recueille.

De la sueur chez les animaux à sang froid, quelles que soient les différences de combinaisons. — Puisque la sueur et la mucosine ne sont pas des produits d'organes sécréteurs, tels que vaisseaux exhalans, cryptes, glandes folliculaires, etc., pourquoi les supposer de nature différente, si l'une et l'autre sont le résultat de l'exhalation des tégumens externes et internes? La mucosine constitue l'exhalation habituelle; plus consistante que la sueur, la combinaison des parties étrangères, grasses et salines, en est plus sensible ; tandis que la sueur ou l'excès de l'exhalation étant moins chargée de parties étrangères, conserve mieux le caractère essentiellement aqueux qui lui est propre : nous pensons que l'on doit la considérer ainsi que l'exhalation ordinaire, comme l'excédant de la vaporisation intestine des liquides, afin de maintenir un état d'équilibre entre ceux-ci et les solides.

Est-il vrai que les reptiles, les poissons, les amphibiens soient tout-à-fait exempts de la véritable sueur? On pourrait en douter en raison du faible degré de leur température et de l'humidité dans laquelle ils vivent. Cependant il est difficile de séparer l'exhalation interne de celle des tégumens externes, et de ces dernières la sueur. Toutes semblent dues au mécanisme d'une vaporisation intestine, dont l'exhalation vaporiforme se propage au dedans et se transmet au dehors au moyen de la dilatation moléculaire des tissus, sollicitée par la tension progressive de la vapeur elle-même.

Il y a loin sans doute de cet acte vital aux phénomènes inorganiques de l'imbibition, de l'endosmose et de l'exosmose physiques, au moyen desquelles on peut aussi expliquer la transmission des fluides, mais non rendre compte de l'élaboration vitale appropriée aux organes qui reçoivent les principes convenables, et rejettent ceux qui seraient nuisibles. C'est d'après le tact instinctif de conservation que s'exécutent les actes de la vaporisation intestine : l'exhalation au dedans des fluides utiles à la souplesse des tissus, et l'élimination par les surfaces libres, tant internes qu'externes, des résidus inutiles ou nuisibles. Ainsi, dans l'exhalation générale, chaque membrane, chaque tissu se dilate pour les fluides qui lui sont appropriés, se ferme pour ceux qui seraient nuisibles, et le superflu s'exhale par la dilatation des surfaces libres, perméables à des fluides moins élaborés : tels sont les muqueuses et le tissu cutané en général ; les exhalations sont parfois crétacées et grossières.

Quoique l'exhalation des tégumens externes et celle des muqueuses en général entraînent au dehors des matières animales et salines plus ou moins fluides, ce serait une erreur, je crois, d'en confondre le mécanisme avec celui des sécrétions : celles-ci s'exécutent au moyen d'organes appropriés et destinés à élaborer encore les résidus des autres systèmes, et en expulser définitivement les produits qui ne doivent plus rentrer dans l'économie ; dans l'exhalation, au contraire, on ne rencontre aucune trace de travail sécréteur, mais seulement une évaporation intestine tenant en suspension des fluides animalisés et salins dont les parties les plus tenues sont acceptées par la dilatation instinctive des tissus internes, et dont les parties les plus grossières sont expulsées au dehors par les surfaces libres externes et internes, sans aucun autre mécanisme vital qu'une dilatation moléculaire, provoquée par la tension de l'évaporation intestine. Dès lors, on peut admettre l'existence de l'urine dans la vessie, malgré l'extirpation des reins.

La vaporisation intestine puise ses élémens dans les fluides des différens tissus ; elle entraîne avec elle les parties animales et salines les plus solubles, tels que de l'albumine, des matières grasses et des sels d'où résultent des combinaisons différentes, selon les tissus et selon les espèces sur lesquels on peut les recueillir. Aux surfaces muqueuses, les fluides de l'exhalation, combinés avec la mucosité de ces tissus, tiennent en suspension des grumeaux albumineux et quelques sels ; leur combinaison constitue la mucosine lentement soluble dans l'eau, ne présentant aucun caractère acide ou alcalin, se durcissant au contact de l'air : aux surfaces séreuses, les fluides de l'exhalation sont combinés avec de l'albumine, quelques parties animales, quelques sels de potasse, de soude et de chaux ; les combinaisons varient en proportion selon les tissus ; ainsi l'exhalation recueillie dans les synoviales est plus grasse que celle du péritoine, etc.: dans la vessie, les fluides exhalés se mêlent aux urines dont ils augmentent considérablement la masse et la consistance : aux surfaces externes, les fluides exhalés tiennent en suspension des parties albumineuses et animales plus ou moins odorantes, et des sels ; c'est à leur combinaison accidentelle qu'est due la formation de l'acide lactique ou acétique, et des concrétions fréquentes chez les goutteux et les rhumatisans, dont les fonctions exhalantes sont irrégulières ; l'exhalation cutanée devient alcaline aux aisselles, aux parties génitales, etc., etc.

La sueur, plus aqueuse que l'exhalation habituelle, est due à une vaporisation surexcitée ; alors la combinaison des parties animales avec les fluides exhalés reste imparfaite, tandis que les sels habituellement dissous dans les divers fluides, sont évaporés en quantité relativement plus considérable. Puisque la sueur est un état accidentel et forcé de l'exhalation régulière, on peut croire qu'un grand nombre, parmi les animaux à sang froid, peuvent en être susceptibles, tantôt par l'excitation insolite des mouvemens libres, tantôt par le contact d'une température étrangère, ou par une pression atmosphérique différente de celle qui leur est habituelle; on sait qu'à l'air libre les poissons sont soumis à une évaporation tellement sensible qu'elle produit le dessèchement et la mort.

ORDRES SUPÉRIEURS.

De l'exhalation. Que l'on étudie l'exhalation habituelle chez l'homme, dans les animaux des différentes classes et dans les végétaux, on reconnaît une fonction organique régulière, proportionnée aux forces de l'organisation. Cette propriété est d'autant plus sensible que les ressources vitales sont plus prononcées; elle s'accroît et diminue avec elles. Dans les végétaux, l'exhalation est plus développée au printemps et chez les sujets jeunes et robustes que chez ceux qui sont vieux ou débiles; comme elle est aussi plus faible en hiver. Cette fonction s'exécute-t-elle différemment chez l'homme et dans les animaux? Généralement plus sensible chez les tempéramens vigoureux, elle s'exécute avec beaucoup moins d'énergie chez les femmes, les enfans et les vieillards. L'hiver est aussi pour eux tous la saison d'une exhalation plus faible.

Puisque cette fonction est proportionnée aux forces de la vie organique, elle est donc en rapport avec la température et la calorisation individuelles.

Plusieurs théories se sont disputé l'explication

du mécanisme vital de la chaleur. Hypocrate et Gallien en plaçaient le principe dans les ventricules du cœur ; Descartes, Venhelmont et avec eux Vieussens la faisaient dépendre de l'ébullition ou l'effervessence du sang dans cet organe. Boerrhave et quelques autres l'ont attribuée au frottement des liquides ou des solides. Les chimistes ont cru en avoir découvert le principe dans la combustion supposée des gaz respirables dans le parenchyme pulmonaire. Parmi les physiologistes modernes, quelques-uns ont tenté de prouver qu'elle dépend de l'influence du système nerveux cérébro-spinal : des recherches ingénieuses l'ont placée sous l'influence directe de la circulation artérielle.

Quelque séduisantes que soient les preuves dont s'appuient ces deux dernières théories physiologiques, il est pourtant difficile d'en admettre les principes.

Chez les végétaux, les fonctions exhalantes s'exercent avec une précision qui n'est pas mieux réglée dans les êtres supérieurs, quoique les premiers soient dépourvus, 1° du système nerveux cérébro-spinal; 2° de la circulation artérielle. N'est-il pas probable alors que la température et la calorification naturelles chez tous les êtres dépendent non d'un système spécial, mais de l'ensemble des fonctions organiques, puisqu'on les retrouve dans les animaux inférieurs et dans les végétaux, dont la vie organique n'est présidée que par le système nerveux ganglionnaire? et l'on ne peut leur appliquer la théorie de la combustion respiratoire, attendu que le mécanisme de l'absorption et du dégagement des gaz s'exécute sans combustion appréciable, mais par les mouvemens intestins de contraction et de dilatation des vaisseaux circulatoires.

Influence de l'exhalation sur les sécrétions. — Quelque distincts que soient les modes sécrétoires de ceux de l'exhalation, leurs produits ne se rencontrent point à l'état d'isolement. L'exhalation générale s'effectue également aux surfaces externes et internes où s'abouchent les organes sécréteurs, d'où résultent d'abord la combinaison partielle, et ensuite le mélange des fluides exhalés avec les produits sécrétés. Sans l'afflux considérable des liquides exhalés, comment se rendre compte de l'augmentation subite des sels et des urines, lorsque les fonctions cutanées sont troublées? Sans le concours de l'exhalation générale, d'où proviendrait l'abondance instantanée des urines, si remarquable après l'ingestion des boissons aqueuses? La lenteur et la régularité de la sécrétion des reins peut difficilement résoudre ce problème qui a donné lieu à des recherches nombreuses. Chirac a vu la vessie se remplir d'urine après la ligature des artères : on a trouvé dans la vessie l'huile administrée en lavement. Quelques-uns ont nié l'expérience de Chirac ; d'autres ont supposé une communication directe entre l'estomac et la vessie ; enfin on a voulu l'expliquer par le mécanisme de l'imbibition. Mais cette théorie est d'autant plus invraisemblable que l'imbibition aurait pour effet certain de produire l'infiltration des parties déclives et des extrémités inférieures. Mais on peut expliquer l'expérience de Chirac par le mécanisme vital de la vaporisation intestine, dont la tension sollicite la dilatation des tissus et leur perméabilité relative, accessible aux uns, inaccessible à quelques autres, des fluides évaporés intérieurement ; c'est ainsi que les tissus et les membranes séreuses permettent la transmission des parties les plus ténues, tandis que les muqueuses de la vessie et les surfaces libres internes et externes souffrent l'exhalation des fluides plus consistans. C'est probablement au moyen de la transmission intestine de l'évaporation intérieure, que Brand et Darwin ont retrouvé dans les urines, l'un du nitrate de potasse, l'autre du prussiate de la même base, qu'ils avaient introduits dans l'économie, sans que le sang leur en présentât des traces appréciables.

On a voulu expliquer l'abondance subite des urines, avec le secours des vaisseaux exhalans, dont l'existence mystérieuse a été créée par le génie brillant de Bichat. Depuis que son pinceau séduisant a décoré le tableau de la physiologie des couleurs vives de ces êtres fantastiques, l'anatomiste se fatigue en vain à leur recherche; nos sens ne sont pas destinés à les apercevoir; mais les Derviches ont-ils jamais vu leurs génies protecteurs? Et la physiologie peut-elle rester dépourvue de prestiges, elle que se sont plu à embellir et à décorer dans leurs élans les imaginations vouées au culte de la philosophie médicale?

Les propriétés de la vaporisation intestine et de l'exhalation générale ont pour effet organique de maintenir la souplesse et l'élasticité des tissus, de lubréfier les surfaces libres, d'exhaler l'excédant des liquides et celui des parties animales et salines les plus solubles. N'est-ce point à leur combinaison, à leur condensation accidentelle, par suite d'un trouble subit de l'évaporation intestine, que sont dus les tissus pseudomembraneux, les concrétions urinaires et tégumentaires anomales? Si les urines du cheval s'épaississent lorsqu'il est fatigué, faut-il en attribuer la cause à une sécrétion, ou à une vaporisation intestine plus abondante? Cette dernière paraît plus probable, puisque l'exhalation générale entraîne avec elle des parties animales et salines en quantité notable.

Tous les êtres ne sont pas susceptibles de l'exhalation cutanée. Parmi les animaux, la plupart suppléent à cette fonction par celle des tégumens rentrés et des surfaces libres intérieures, ainsi qu'on l'observe chez les chiens qui sont fatigués. Les relations sympathiques entre l'exhalation tégumentaire et celle des surfaces internes, sont beaucoup mieux marquées chez l'homme. Les femmes, les enfans suent facilement par l'exercice; mais chez eux, l'exhalation habituelle est moins sensible que chez les hommes forts et vigoureux. Les femmes sont sujettes aux fleurs blanches, et les enfans sont très-disposés au croup et aux affections muqueuses. Les peuples des pays chauds exhalent beaucoup par la peau; leurs urines sont claires et rares; les affections catarrhales les atteignent rarement. Tandis qu'on observe le contraire chez les habitans des climats froids et humides. Ceux-ci sont encore plus sujets aux affections rhumatismales et goutteuses, aux calculs de la vessie et aux concrétions articulaires et sous-tégumentaires. Si les boissons aqueuses favorisent l'exhalation générale et l'abondance des urines, on ne peut être surpris que le peuple de la Suisse, celui de l'Allemagne, doivent à la consommation de la bière le privilége d'être rarement atteints de maladies calculeuses. Mais un climat froid et humide comme celui de l'Angleterre, troublant les fonctions exhalantes, doit occasionner des rhumatismes fréquens. On sait que cette maladie est presqu'endémique dans le Hambourg, dans la Westphalie, et généralement dans les climats brumeux.

L'exhalation tégumentaire est acidule chez les femmes et les enfans; elle est forte chez les gens robustes. Celle des pieds est nauséabonde; l'ail lui communique son odeur particulière. Un état pathologique peut en modifier la couleur; la bile lui imprime une teinte jaunâtre et parfois noirâtre. Aux aisselles, aux pieds, aux parties génitales, l'exhalation est plus sensible; elle se montre exclusivement sur la poitrine chez les phthisiques.

On ne doit pas séparer l'exhalation interne de celle des tégumens. Leurs principes sont les mêmes; les différences ne consistent que dans les combinaisons de matières animales et salines, dont les proportions varient même sur les tégumens et sur les diverses membranes muqueuses; c'est-à-dire que l'exhalation des synoviales présente quelque différence avec celle du péritoine, etc. Comme l'exhalation tégumentaire généralement acide, devient alcaline aux aisselles, etc., etc., de même aux surfaces muqueuses, l'expectoration catarrhale des bronches ne ressemble point aux mucosités gastriques et intestinales.

On a multiplié les recherches pour évaluer le produit de l'exhalation. Lavoisier et Seguin ont reconnu une perte de deux livres quinze onces par jour, ainsi répartie : une livre quatorze onces pour l'exhalation cutanée, et quatorze onces seulement pour celle des voies aériennes. Sanctorius étudia trente ans le poids de l'exhalation cutanée; il l'évalue, sous le climat de l'Italie, aux cinq huitièmes de celui des alimens consommés; il estime que l'on perd soixante onces en vingt-quatre heures. Gortner, en Hollande, a rencontré un résultat seulement de quarante-six à cinquante-six onces, et Keil, en Angleterre, évalue l'exhalation de trente à quarante onces dans le même espace de temps. L'âge, la force, le climat, ont une grande influence sur l'exhalation. Elle est plus considérable en été qu'en hiver, et plus forte chez les adultes et les sujets robustes, que chez les femmes, les vieillards et les enfans.

Lorsque l'exhalation est proportionnée aux besoins de la constitution, elle est plus forte chez les lymphatiques, et plus sensible chez les sanguins que chez les bilieux. Rarement elle a lieu selon cette proportion; alors elle devient tantôt insuffisante chez les lymphatiques, tantôt nuisible chez les bilieux et dans certaines maladies; mais l'excès en est aussi rare que l'insuffisance en est fréquente; c'est à cette dernière cause que se rapportent les engorgemens de tissus, les affections catarrhales, qui sont des exhalations anomales.

Les propriétés essentielles de l'exhalation sont aqueuses; ses combinaisons sont animales et salines; c'est aux proportions variables de ces dernières parties que sont dues les différences qui distinguent la transpiration de l'exhalation muqueuse et de celles des séreuses, variable même dans ces derniers tissus; leur rapport, ou plutôt leur identité n'a point échappé aux physiologistes. L'exhalation séreuse contient, sur cent parties d'eau, six parties d'albumine, deux parties environ de matières grasses et onctueuses, et quatre de sels à bases de soude et de chaux. La mucosine, combinaison d'eau, d'albumine, de parties animales et salines, se durcit à l'air, se dissout lentement dans l'eau, et ne présente aucun caractère alcalin ou acide. La sueur, également composée d'albumine, de parties animales, en moindre quantité, est relativement plus aqueuse et saline; quelques chimistes y ont rencontré de l'acide lactique, et d'autres de l'acide acétique ; elle se putréfie facilement.

Puisque l'exhalation générale ne diffère sur les différens tissus que par les variantes de combinaisons, il est inutile de la supposer différente, ou de mode opposé sur chacun d'eux.

DE LA SUEUR.

Si l'exhalation habituelle constitue une fonction régulière, la sueur en est l'état anomal et accidentel. La première, en rapport avec la constitution, augmente avec les forces de la vie et diminue avec elles. La seconde s'accommode mieux des constitutions faibles, comme celle des enfans, des femmes, ou affaiblies par les maladies. Ses causes sont toujours de nature débilitante ; la chaleur, des maladies, des boissons tièdes ou aqueuses, des mouvemens forcés, la fatigue, etc. Comme l'habitude en serait nuisible, la nature semble avoir prévenu cette dernière condition par la répartition de la température naturelle, selon les espèces et selon les climats.

Influence de la chaleur naturelle. — La sueur pouvant être excitée par la chaleur atmosphérique, on conçoit que plus celle des sujets est élevée, moins celle du dehors est sensible. L'homme, les volatiles, les quadrupèdes, les animaux dits à sang chaud, en général, dont la destinée est de changer de climat, d'éprouver des variations de température opposée, sont doués d'une température très-élevée et rarement dépassée par celle du milieu dans lequel ils vivent. De la vaporisation intestine des fluides résulte l'abaissement de la chaleur individuelle, malgré l'élévation de celle du dehors. Franklin en a rapporté la cause à l'évaporation tégumentaire. Il nous semble plus naturel de reconnaître qu'elle est due à la vaporisation générale intérieure de l'excédant des fluides, chez les animaux, surtout, qui n'exhalent point par les tégumens externes, et dont un grand nombre, tels que les volatiles, ne jouissent que d'une faible exhalation interne. Ainsi, chez la plupart des animaux à sang chaud, ainsi que chez l'homme, le degré de température habituel est maintenu, malgré l'élévation de celle du dehors, 1° par son élévation naturelle; 2° par la vaporisation intestine qui en résulte. La fixité de la température individuelle est aussi la cause qui s'oppose au refroidissement, malgré l'abaissement considérable de celle du dehors.

C'est une chose digne de remarque que les volatiles, dont les liquides sont plus rares, dont l'exhalation ou la vaporisation aérienne est peu sensible, sont aussi ceux dont la température naturelle est la plus élevée, et, par conséquent, la moins influencée par l'élévation de celle du milieu ; tandis que chez l'homme, qui exhale par les tégumens externes , et chez les animaux à sang chaud, dont l'évaporation aérienne est très-forte, comme les chiens , etc., la température individuelle est moins élevée. Les animaux à sang froid sont à l'abri de la sueur ou de l'influence de chaleur atmosphérique , d'après l'humidité du milieu où ils vivent ; tels que les poissons, etc.

Ainsi , la nature a contre-balancé les dispositions à la sueur, et l'influence des causes déterminantes, 1° par l'élévation de la chaleur naturelle ; 2° par la vaporisation intestine. Le but évident est d'en prévenir l'excès et l'habitude.

Influence des mouvemens libres.—Chez les végétaux , la sueur ne peut être excitée par les mouvemens volontaires ; les animaux à sang froid ne sont point sujets à la fatigue ; il en est de même des volatiles et de la plupart des animaux à sang chaud. Le cheval , le bœuf, semblent seuls être appelés , avec l'homme , à des travaux pénibles , à la fatigue des organes locomoteurs et à la sueur forcée ; mais il faut remarquer qu'ils sont aussi doués d'une vaporisation plus considérable ; tous exhalent abondamment par les tégumens externes ; condition favorable pour maintenir l'équilibre de la chaleur naturelle, malgré l'excitation des facultés motrices , tendant à développer une calorification insolite.

Influence de la pression atmosphérique. — La vaporisation générale est d'autant plus excitée que la pression atmosphérique est plus faible. On a observé sur le pic du Midi que les hommes et les animaux y sont sujets à une sueur abondante et soutenue, malgré la fraîcheur des nuits, et qu'ils y sont à l'abri des accidens occasionnés par les suppressions subites ; l'humidité et une pression atmosphérique considérable s'opposent, au contraire, à l'exhalation cutanée. Dès lors la vaporisation intestine, maintenue par la chaleur naturelle, refoule sur les surfaces internes, produit des affections catarrhales, des selles ou des urines abondantes. Les boissons tièdes et aqueuses, favorisant la vaporisation intestine, rendent les urines subitement copieuses, ou l'exhalation cutanée très-sensible.

Accidens occasionnés par la suppression de la sueur. — On peut tirer parti de la sueur pour rétablir les fonctions exhalantes, pour relâcher les tissus et détruire quelqu'irritation interne ; mais ces avantages sont contre-balancés par des accidens fâcheux désignés sous le titre de chauds et froids. Lorsqu'il y a suppression brusque de la sueur, la réfrigération et le resserrement des tissus sont tégumentaires ; la vaporisation intestine comprimée au dedans, refoule l'excès des vapeurs dans les fluides, dans les solides, au moyen de la dilatation qu'elle produit, ou brusquement s'épanche dans les cavités séreuses, à moins que l'exhalation surabondante des surfaces muqueuses intestinales, ou de la vessie, ne produisent des selles ou des urines abondantes. Les rudimens des tissus anomales, si fréquens aux surfaces séreuses, ne sont point produits par une sécrétion accidentelle, ou par l'exhalation des vaisseaux dits exhalans. La lenteur et la régularité des fonctions sécrétoires ou exhalantes, si ces vaisseaux sont admis, expliquent peu des épanchemens si considérables; il est probable que les matières en ont été apportées par le refoulement de l'exhalation troublée par la dilatation forcée des tissus séreux, constatée par l'hémorragie des vaisseaux capillaires. La combinaison en quantité insolite de parties animales et albumineuses, dont la densité donne lieu à la formation ou à la condensation de ces tissus pseudomembraneux, est favorisée par la compression de la vaporisation intestine; leur densité anomale s'oppose également à leur résorption.

Résumé de l'exhalation intestine. — Quoique les bases des fluides exhalés par la vaporisation intérieure soient les mêmes, de l'eau, de l'albumine, des parties animales puisées sans distinction dans l'économie, leur différence, selon les tissus sur lesquels on les recueille, dépend de leurs mélanges consécutifs. Ainsi, dans les muqueuses, il y a combinaison avec les mucosités, avec la synovie dans les synoviales, avec les produits sébacés dans les tégumens, etc.

Nonobstant leurs mélanges consécutifs et les combinaisons qui en résultent, une cause vitale s'oppose encore à ce qu'on les retrouve de nature identique, dans les différens tissus; cette cause est celle de la dilatation ou de la perméabilité relative, dont il sera donné un tableau synoptique dans la livraison prochaine.

TABLEAU SYNOPTIQUE

DE LA CHALEUR ANIMALE

COMPARÉE

A L'APTITUDE POUR LA SUEUR.

MODES DE SUEURS.			ESPÈCES ANIMALES.	TEMPÉRAT. MOYENNE.	
	INTERNE.	EXTERNE.	ORDRES OU CLASSES.	DEGRÉS.	
1re div.	Faible.	Nulle. .	Les volatiles.	42 à 44	Températre. fixe.
2me id.	Sensible.	Nulle. .	La plupart des quadrupèdes.	39 à 41	Températre. fixe.
3me id.	»	Abondante	L'homme, le bœuf, le cheval, le singe, etc.	37 à 39	Températre. fixe.
4me id.	Nulle .	Nulle. .	Les végétaux, les animaux à sang froid.	Tempé. peu différente de celle du milieu.	Températ. mobile.

La sueur et l'exhalation forcées n'ont lieu que chez les animaux dont la température est fixe.

Plus celle-ci est élevée, moins celle-là est sujette à être influencée par celle du dehors.

1° La sueur est étrangère aux animaux à température mobile ;

2° Elle est rare et peu sensible chez les volatiles, dont la chaleur naturelle est très-élevée ;

3° Elle est plus sensible chez les quadrupèdes, dont la température est parfois dépassée par celle du milieu, et dont la calorification est excitée par des mouvemens pénibles ;

4° Enfin, chez l'homme et chez quelques animaux, tels que le bœuf, le cheval, etc., elle est abondante, parce que leur température est facilement troublée par l'élévation de celle du dehors ; elle est externe, parce que l'évaporation qui en est la suite maintient l'équilibre de la chaleur naturelle, quoiqu'excitée par des mouvemens pénibles.

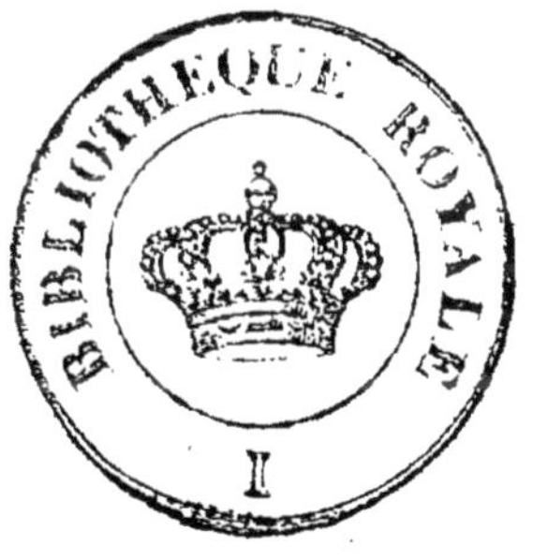
BIBLIOTHEQUE ROYALE
I

www.ingramcontent.com/pod-product-compliance
Ingram Content Group UK Ltd.
Pitfield, Milton Keynes, MK11 3LW, UK
UKHW022151190726
13855UKWH00004B/1428